Michael Fliedner
Grundzüge der Ohrakupunktur
Akupunktur-Handbuch, Band III

Zur Erinnerung an meinen Freund
Andreas Thiel
und seine Filmarbeit:
„Gegen die Wand"
„Auf der anderen Seite"

Umschlagbilder: Michael Kukulies
Alle Rechte beim Autor
Herstellung und Verlag: BoD - Books on Demand, Norderstedt
ISBN 978-3-7357-3344-3

Illustrationen

Autor

Graphik, Layout

Ralf Austrup, Düsseldorf

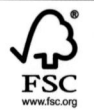

Inhaltsverzeichnis

	Seiten
Vorwort	1
Energetische und anatomische Besonderheiten der Ohrakupunktur	2 - 3
Die Kartographie des Ohres	4 - 5
Die Projektionen des Körpers in der Ohrakupunktur	6 - 15
Spezielle Ohrakupunkturpunkte der Europäischen Schule	16 - 19
Allgemeine Behandlungsrichtlinien in der Ohrakupunktur	20 - 23
Indikationsverzeichnis	25 - 51
Literatur	53

Vorwort

Die Ohrakupunktur kann am besten als ein „Mikrosytem" verstanden werden, das grundsätzlich in „verdichteter" Form auf das Körperbild der Traditionellen Chinesischen Medizin mit seiner Einbettung in das Verständnis der Wandlungsphasen und deren Gesetzmäßigkeiten zurückgreift.
Der Behandlungsansatz, über Intervention am Ohr auf körperliche und seelische Probleme Einfluss zu nehmen, ist offensichtlich jedoch auch in anderen Kulturkreisen als dem Zentralasiatischen als Wiege der TCM entwickelt und kultiviert worden.
Zu nennen ist hier zunächst der zentral- und nordafrikanische Raum, in dem der französische Arzt Paul Nogier seine Beobachtungen zu dieser Therapieform machte. Er entwickelte sie durch eigene Untersuchungen weiter, um sie dann in den fünfziger Jahren des letzten Jahrhunderts auf einem großen Akupunktur-Weltkongress in Beijing vorzustellen.
Paul Nogier gab so im „Mutterland" der Chinesischen Medizin erst den Anstoß zur Wiederentdeckung dieser Behandlungsmethode, seine Ansätze wurden aber vor allem in Europa aufgegriffen und weiterentwickelt.
Dies hat leider auch zur Ausbildung verschiedener „Schulen" mit abweichenden Punktbezeichnungen und -lokalisationen geführt, die sich allerdings in Kenntnis der historischen Entwicklung relativieren lassen.

Energetische und anatomische Besonderheiten der Ohrakupunktur

Der Kopfbereich ist nach dem Konzept der Chinesischen Medizin in besonderer Weise gekennzeichnet durch die Polarität des **Yang** (zum Kopf ziehen nur **Yang**-Meridiane!), auch **Shen**, eine der „Drei Kostbarkeiten" kennzeichnet, wie im Einführungsband beschrieben, vornehmlich den Schädel und damit auch die ihm anliegenden Ohren.

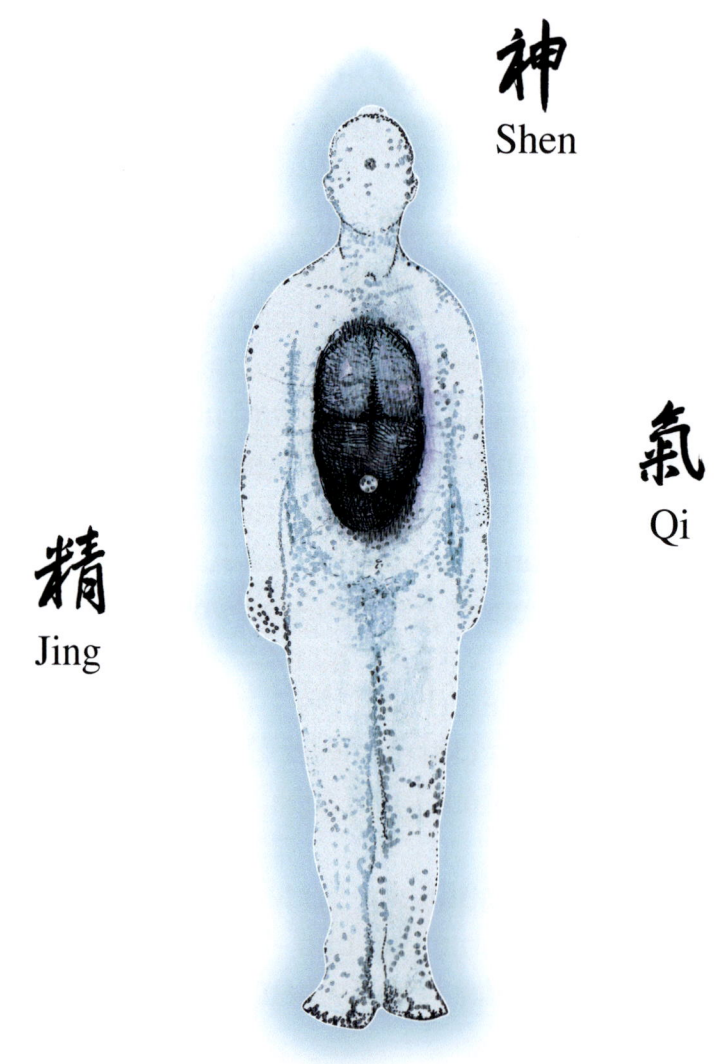

Das Ohr verfügt nur über sehr oberflächliche Punktstrukturen. Von den im ersten Band genauer beschriebenen Korrelaten stehen im Ohrbereich nur die im Bereich der „Lederhaut" (Corium) gelegenen, spezialisierten Nervenendstrukturen zur Verfügung. Diese weisen dabei im Bereich des Ohres als sogenannte „Kollagenkörperchen" einen besonderen anatomischen Aufbau auf, wie er lediglich in dieser Körperregion nachgewiesen werden kann.

Der größte Teil des Ohres ist zudem in den darunterliegenden Schichten durch das Vorhandensein von Knorpel geprägt („bradytrophes" Gewebe, keine eigenen Blutgefässe, sehr infektionsanfällig!), aus diesem Grunde sollte hier auf eine nicht zu weit in die Tiefe reichende Stichtechnik bei der Akupunktur geachtet werden.

Die von den spezialisierten Nervenendstrukturen des Ohres weitergeleiteten, nervösen Impulse gehören zu den Wenigen des Körpers, die mit den Gehirnnerven direkt zurück zu den Strukturen des Gehirns zu gelangen vermögen; von den Hautarealen des Ohres ist deshalb ein direkter Wirkbezug zum Schädelinnern gegeben.

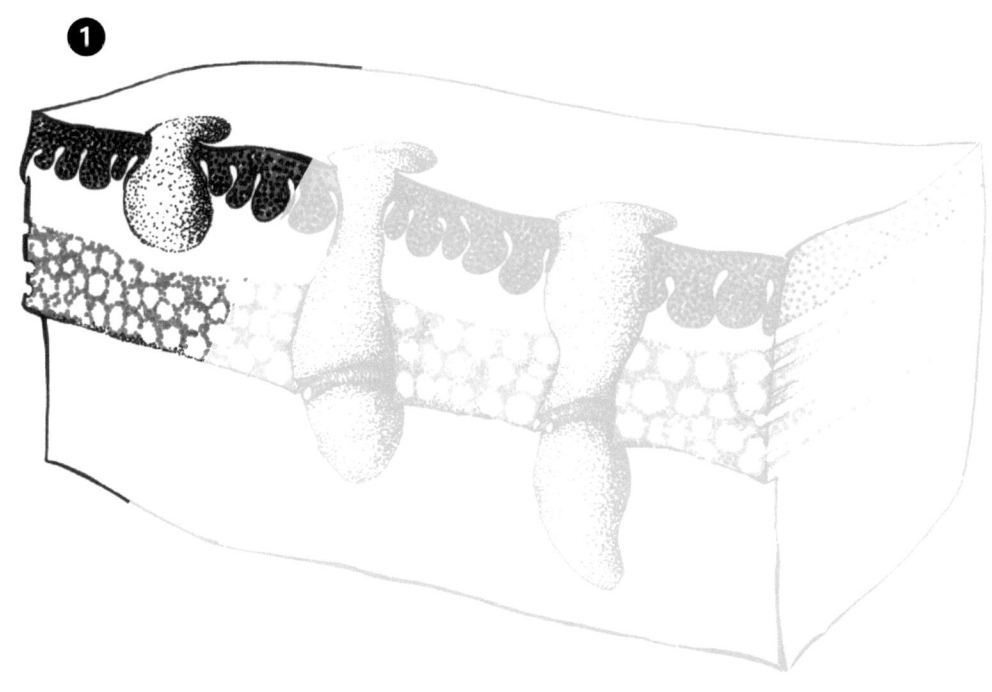

Die Kartographie des Ohres

Da für die Ohrakupunktur eine gute Orientierung in der „Landkarte" dieser Körperregion von ausschlaggebender Bedeutung für die Entwicklung der Ohrareale und -punkte ist, sollen an dieser Stelle die wichtigsten anatomischen Landmarken und Kennzeichnungen des Ohres in Erinnerung gerufen bzw. aufgeführt sein:

Die äußere Begrenzung des Ohres wird im oberen und hinteren Teil gebildet von der **Helix**, einer zum Inneren des Ohres hin „eingerollten" Struktur, die im Ohrläppchen (**Lobulus**) ausläuft. Die **Helix** entspringt aus der tiefer gelegenen Ohrmuschel (**Concha**), die sie dabei in eine obere und untere Halbmuschel (**Semiconcha superior** und **inferior**) unterteilt. Im Verlauf der **Helix** lässt sich, zum Hinterhaupt und nach oben zu gelegen, eine Verdickung erkennen, **Tuberculum Darwinii** genannt; es stellt ein entwicklungsgeschichtliches Relikt dieses bei Tieren in der Regel stärker und größer ausgebildeten Ohrabschnittes dar.

Der **Helix** zum Gesichtsschädel hin vorgelagert findet sich die **Anthelix**, die sich im oberen Anteil des Ohres in einen oberen und unteren Schenkel teilt (**Crura inferior** und **superior**) und dabei die **Fossa triangularis** zwischen ihren beiden Schenkeln und der hier auch verlaufenden **Helix** bildet.

Der Eingang zum äußeren Gehörgang wird „überlappt" vom so genannten **Tragus**, ihm gegenüber – und nach hinten zu gelegen – befindet sich der **Antitragus**, der an seiner oberen Begrenzung eine kleine Furche, **postantitrageale Furche** genannt, aufweist.

Zwischen **Tragus** und **Antitragus** stülpt sich von der Ohrmuschel aus eine Vertiefung auf das Ohrläppchen vor, sie wird als **Incisura intertragica** bezeichnet.

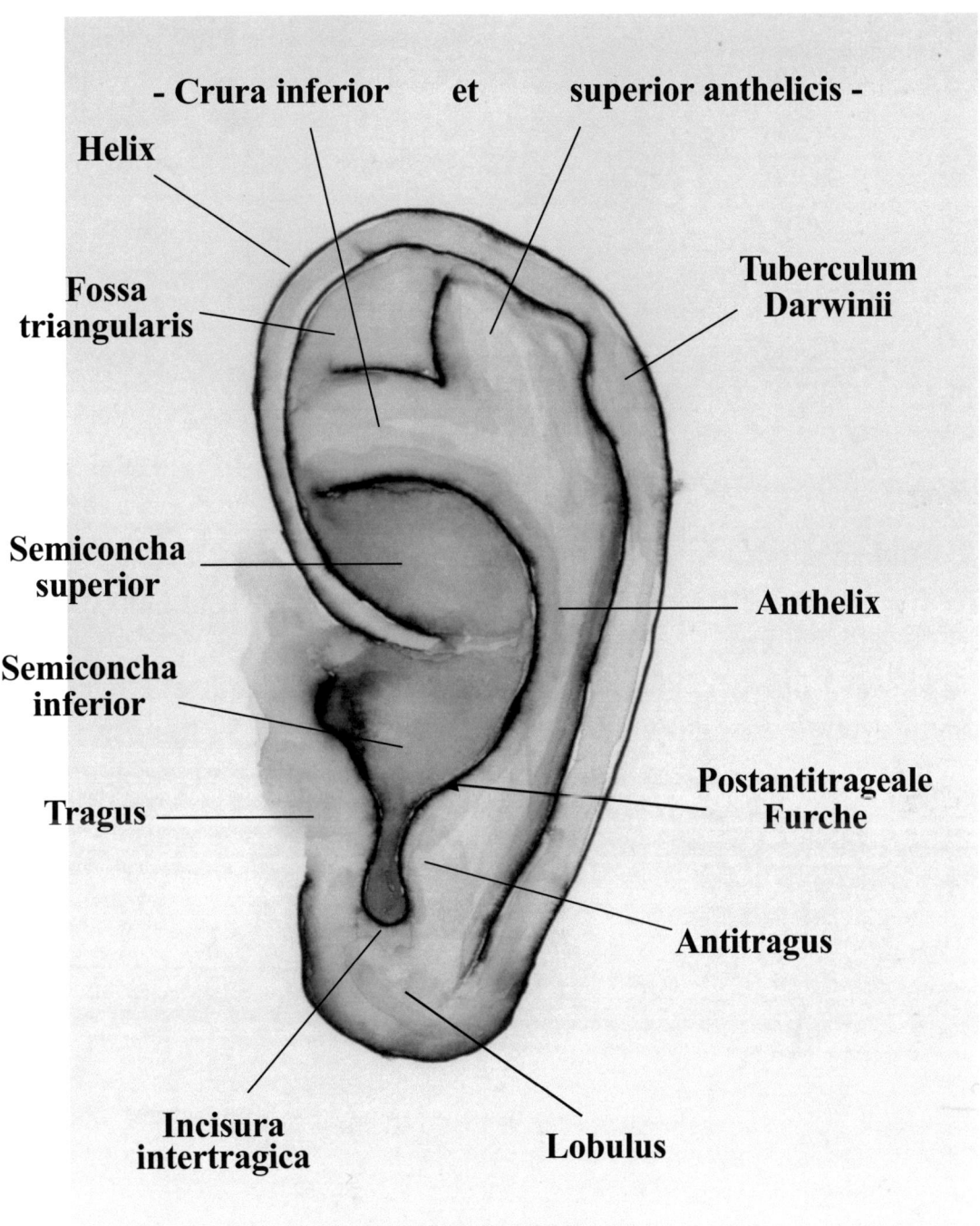

Die Projektionen des Körpers in der Ohrakupunktur

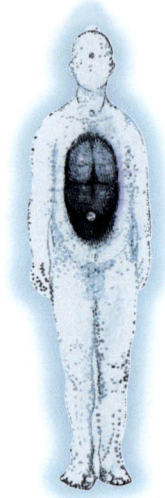
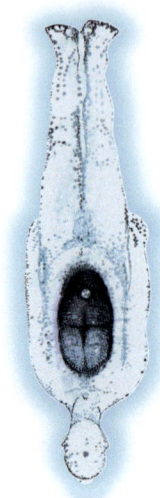

Alle Autoren stimmen darin überein, dass das Ohr in verkleinerter Form eine Ansicht des Körperbildes darstellt, allerdings zunächst in auf den Kopf gestellter Form.

Neben dem „Kopfstand" findet für die Identifikation vergleichbarer Körperabschnitte im Ohr zusätzlich eine Stauchung der Körperfigur statt, ähnlich der typischen Lage des Embryos während der Schwangerschaft.

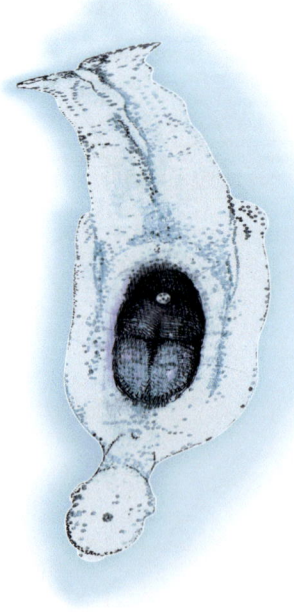

Die Organe des „inneren Kerns" (entsprechend **Yin**) liegen dabei durchaus schlüssig in den tiefer gelegenen Abschnitten des äußeren Ohres, auch wieder in auf den Kopf gestellten Positionen. Schwerwiegende Divergenzen ergeben sich dabei vor allen Dingen in der Chinesischen verglichen mit der Europäischen Schule bezüglich der Lage der Kleinbeckenorgane - Europäische Schule I,
                         - Chinesische Schule II,
wobei jedoch die Europäische Schule mehr die libidinöse Besetzung bzw. die Sexualität, die Chinesische Schule jedoch die konkreten Organe des kleinen Beckens meint.

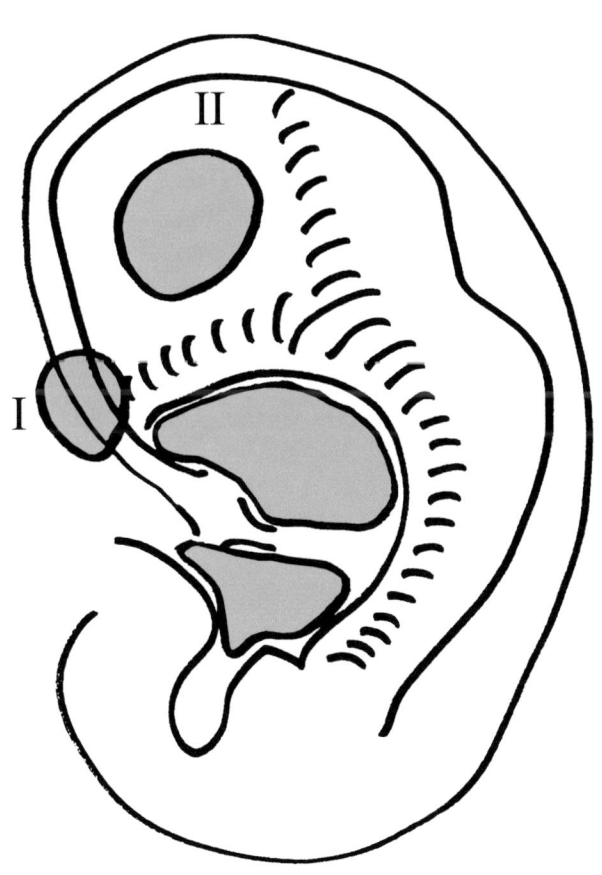

Die Strukturen der **Yang**-Schicht bzw. des Bewegungsapparates liegen in den Bereich der erhabeneren Strukturen des Ohres projiziert, das gilt zunächst für die Wirbelsäule mit ihren Abschnitten, sie liegen auf der Anthelix und ihrem „unteren Schenkel" (Crus inferior).

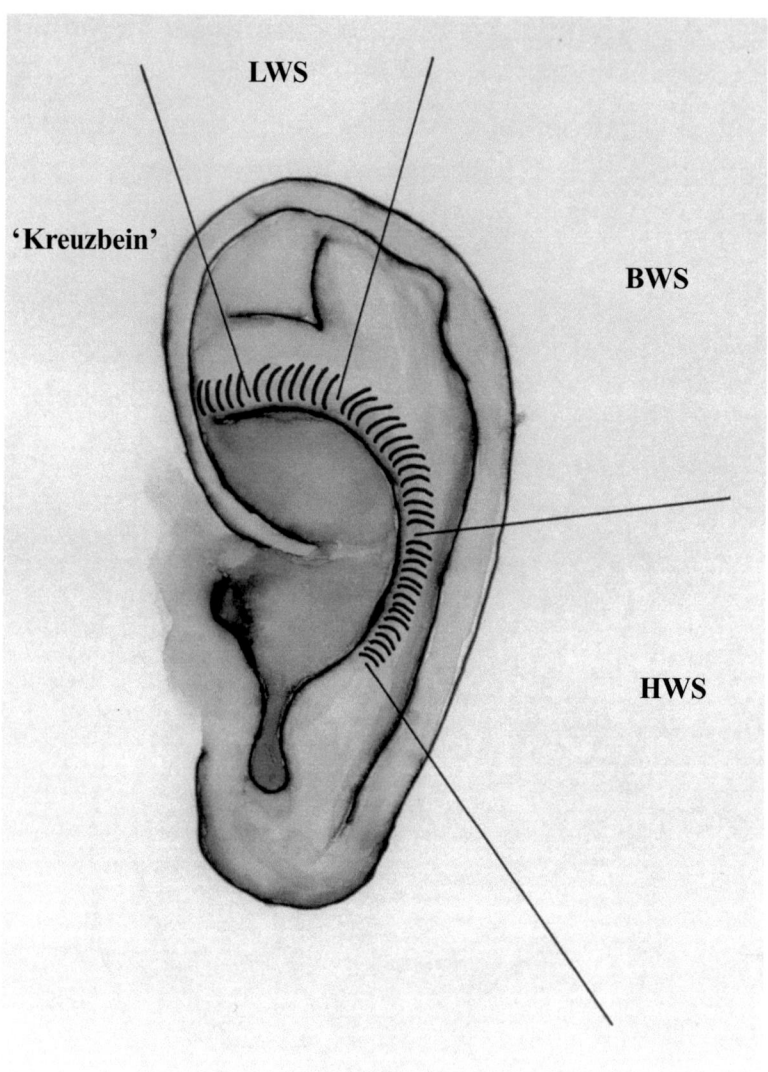

Anmerkung
Beginnend oberhalb der auf Seite 4 beschriebenen postantitragealen Furche findet sich auf der Erhebung des Antitragus zunächst die Projektion der HWS, gefolgt von der BWS; der Übergang von BWS zur LWS fällt dabei in etwa in die Höhe der Aufspaltung von oberem und unterem Schenkel der Anthelix.
Zur vorderen Helixkrempe hin verlaufend lassen sich abschließend die Behandlungsareale des Kreuz- und Steißbeines benennen, die einzelnen Abschnitte entsprechen dabei in ihren Proportionen den bekannten, anatomischen Verhältnissen.

Im Bereich des Crus superior („oberer Schenkel") der Anthelix bzw. des zur Helix hin abfallenden Teils dieser Struktur trifft man auf die Areale des Bewegungsapparates mit Bezug zu den Gelenken der oberen und unteren Extremitäten.

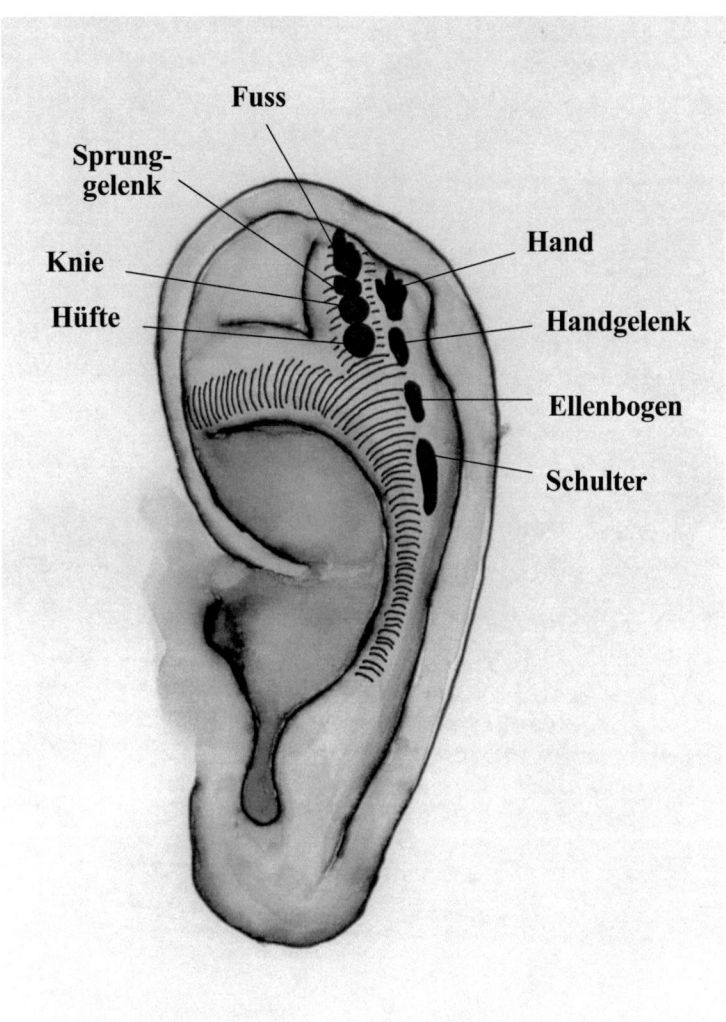

Anmerkung
Auf der Erhebung des oberen Schenkels der Anthelix sind die Gelenke der unteren Extremitäten abgebildet, schlüssigerweise in zur oberen Begrenzung der Helix hin absteigender Form; der Punkt für das Kniegelenk lässt sich dabei etwas oberhalb der Aufspaltung von oberem und unterem Schenkel der Anthelix lokalisieren.
Die Gelenke der oberen Extremität befinden sich analog auf dem zur hinteren Begrenzung der Helix und auch dem Tuberculum Darwinii gelegenen, flach abfallenden Teil der Anthelix; auch sie berücksichtigen die tatsächlichen, anatomischen Gegebenheiten, d. h. die Projektion der Schulter findet sich dort, wo auf der Erhebung der Anthelix die oberen BWS-Abschnitte benannt werden können.

Da das Ohrläppchen (Lobulus) der Projektion des Kopfbereiches entspricht, ist verständlich, dass sich in seiner Mitte das Behandlungsareal für das Auge befindet; die Europäische Schule siedelt im Bereich des Ohrläppchens bedeutsame „psychtrope Punkte" an.

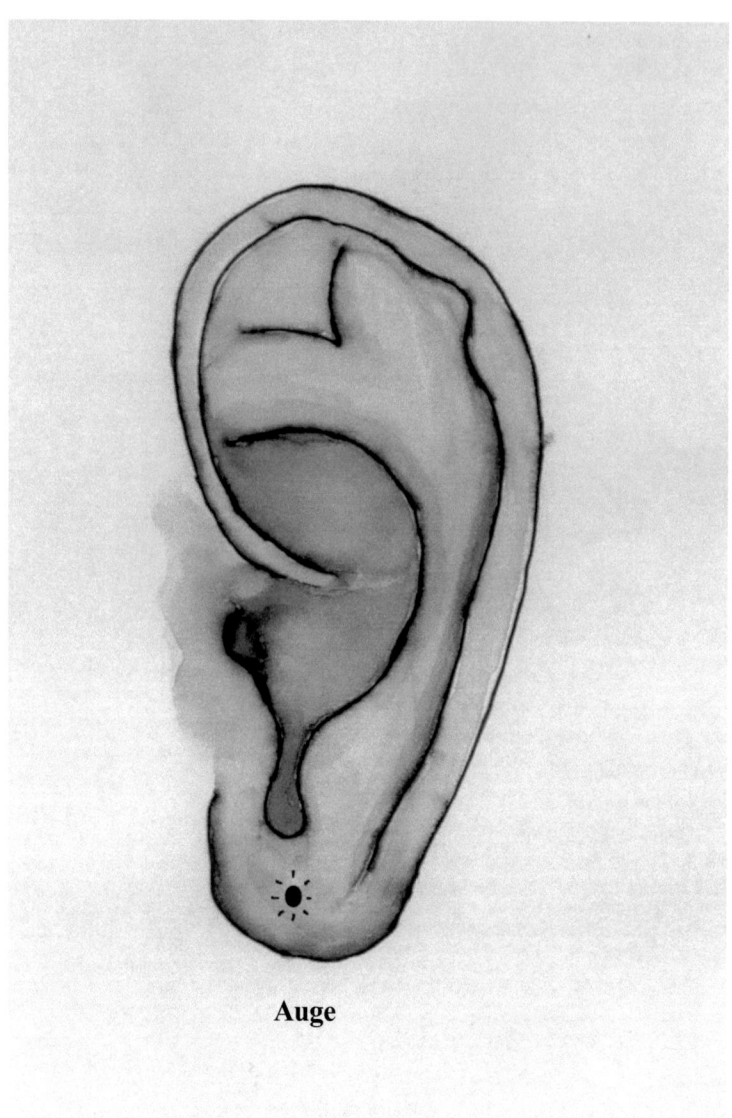

Auge

Anmerkung
Der Punkt für das Auge ist genau in der Mitte des Ohrläppchens gelegen, dort wo von jeher besonders gerne Ohrschmuck getragen wird; nach den Beobachtungen von Nogier ist das Tagen von Ohrschmuck so immer schon auch therapeutisch gemeint gewesen, beispielsweise in Nordafrika als Schutz vor Infekten des Auges.

Wichtige, psychisch und energetisch ausgleichend wirkende Punkte (Chinesische Schule) sind der Punkt „Ohr-Shenmen", der als Korrelat zum Punkt Bl.62 der Körperakupunktur verstanden werden sollte sowie der Zwerchfellpunkt in einer kleinen Vertiefung der Helixwurzel.

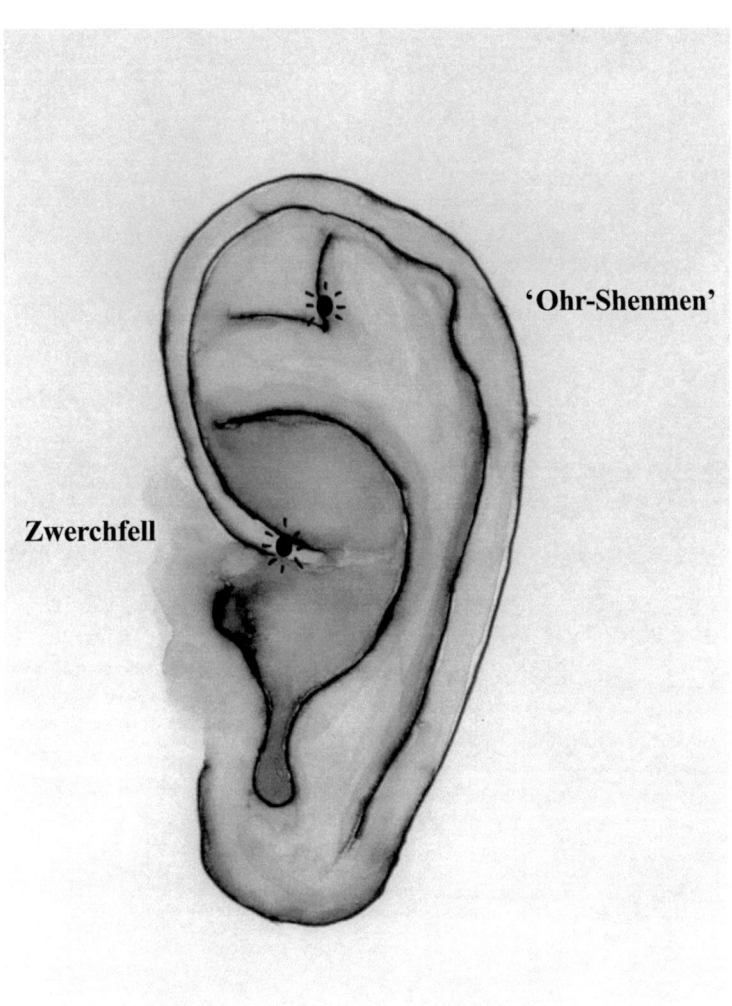

Anmerkung
In einer kleinen, gut zu ertastenden Vertiefung der Helixwurzel ist in der Chinesischen Kartographie der Zwerchfell-Punkt beschrieben, Nogier interpretiert ihn als wichtigen, generellen Ausgleichspunkt („Nullpunkt"), vergleichbar mit den energetischen Homöostase-Punkten Ma.36 und Di.11 der Körperakupunktur.
Der ebenso bedeutsame, psychisch ausgleichende Punkt „Ohr-Shenmen" liegt am Vorderrand der Helix in Richtung auf die Fossa triangularis (s. Seite 5) zu, ein klein wenig oberhalb der Spaltung von oberem und unterem Schenkel der Anthelix.

Die Incisura intertragica befindet sich im Bereich des Ohrläppchens, das ja, wie bereits geschildert, den Kopfbereich repräsentiert; in ihrer Form erinnert sie an den „Türkensattel" (Sella turcica) im Schädelinneren, den Sitz der Hypophyse und so weist diese Struktur bedeutsame Punkte für die innere und zentrale Drüsenregulation auf.

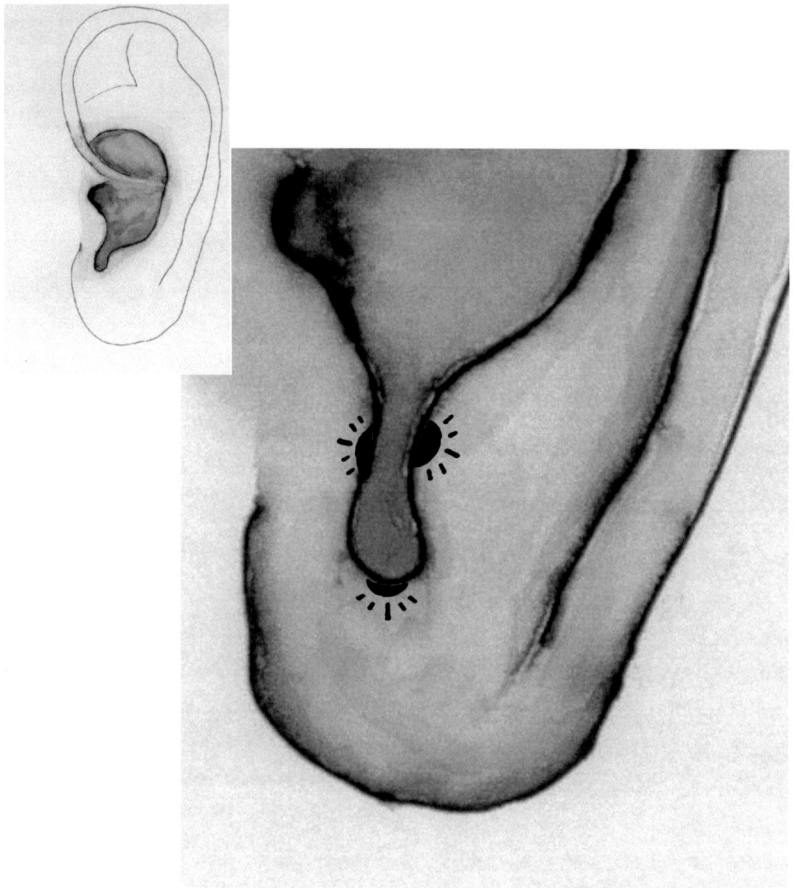

Anmerkung
Im Bereich der Incisura intertragica befinden sich die entsprechenden Areale im Prinzip an ihrer zum Boden der Concha hin gelegenen Wand. Lediglich der Punkt für die ovarielle Drüsenregulation wird eher zur „Oberfläche" des Ohres hin aufgesucht und behandelt; er liegt im Bereich des mittleren bis unteren Anteil des Antitragus (s. Seite 5).
Ihm gegenüber gelegen (im unteren Anteil des Tragus) befindet sich der Ohrakupunkturpunkt zur Anregung der Cortison-Ausschüttung, an der tiefsten Stelle der Incisura der Punkt zur Harmonisierung der Schilddrüsen-Funktion.

Aufgrund der von diesen Punkten ausgehenden, starken hormonellen Effekte gilt die Behandlung der Akupunkurpunkte im Bereich der Incisura intertragica in der Schwangerschaft als verboten!

Repräsentanz der Organe (**Yin** und **Yang**) in der unteren Halbmuschel (Concha, unterer Anteil)

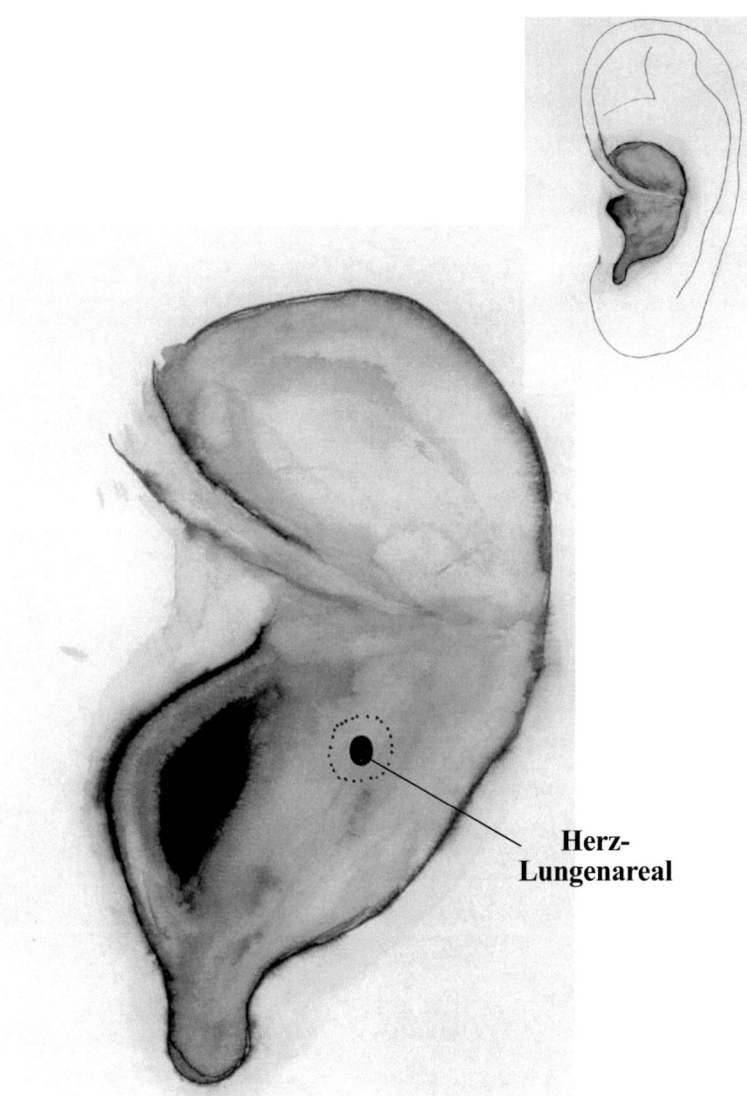

Herz-Lungenareal

Anmerkung
Herz und Lungen als Organe des Brustkorbes haben im Ohr lediglich ein gemeinsames Projektionsareal, welches genau in der Mitte der unteren Halbmuschel beschrieben wird.

Repräsentanz der Organe (**Yin** und **Yang**) in der oberen Halbmuschel (Concha, oberer Anteil)

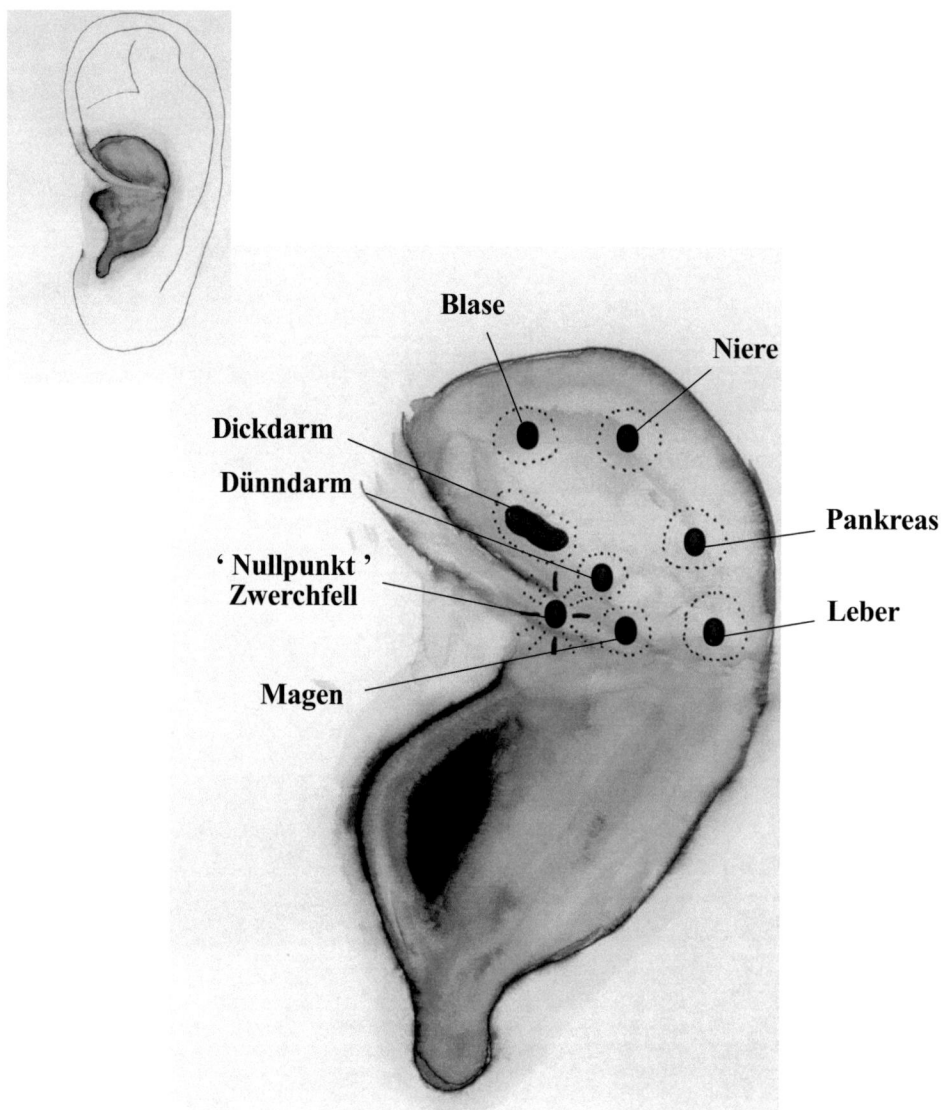

Anmerkung
Oberhalb der Helixwurzel können in der oberen Halbmuschel in durchaus nachvollziehbarer Lage die Punkte/Areale der inneren Bauchorgane gefunden werden; direkt oberhalb der Helixwurzel (in der Körperanatomie ja unterhab des Zwerchfells) und zur hinteren Begrenzung der Habmuschel hin gelegen, zunächst die Leber, darüber Pankreas und schließlich die Niere.
Zur vorderen Begrenzung der oberen Halbmuschel und zum Gesichtsschädel hin sind die Hohlorgane lokalisiert: Magen, Dünndarm, Dickdarm, Blase.

Repräsentanz der Organe des „kleinen Beckens"

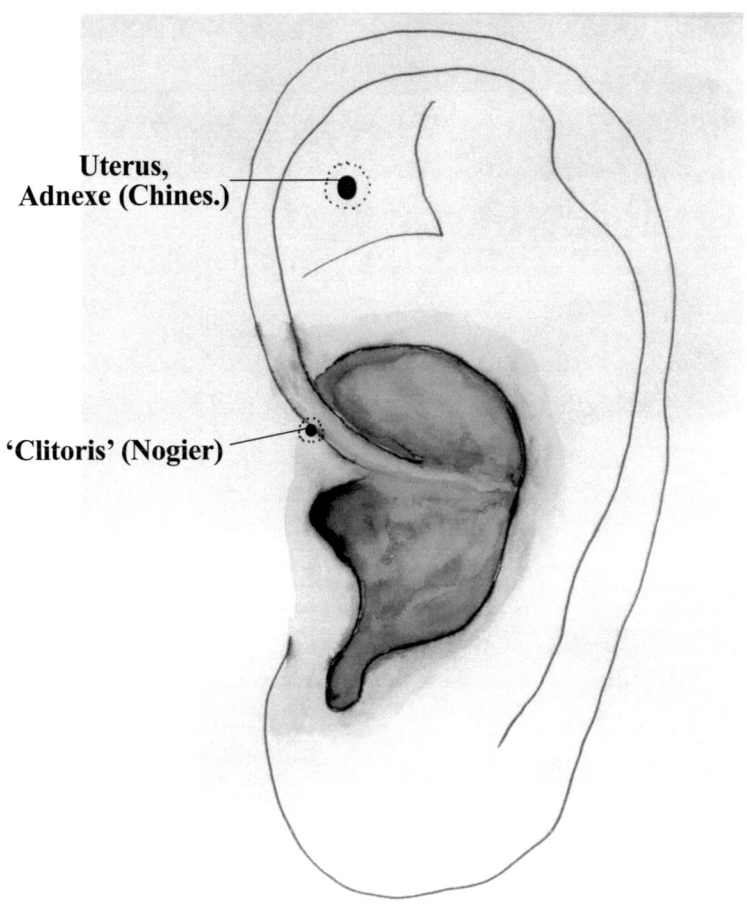

Anmerkung

In der Mitte der Fossa triangularis (s. Seite 5) beschreibt die Chinesische Schule die gynäkologischen Kleinbeckenorgane. Dort, wo die Helix auf den Gesichtsschädel übergeht, siedelt Nogier den „Clitoris"-Punkt unmittelbar an der vorderen Begrenzung der Helix an (siehe hierzu auch Seite 7).

Spezielle Ohrakupunkturpunkte der Europäischen Schule

Aufgrund des besonders ausgeprägten Behandlungseinflusses des Ohres auf die „psychische Sphäre" der behandelten Person kommt den von Nogier erstmals beschriebenen, sogenannten „psychotropen" Punkten eine besonders große Bedeutung zu. Aus nachvollziehbaren Gründen lassen sie sich zunächst im Bereich des Ohrläppchens beschreiben (das ja den Kopfbereich repräsentiert), daneben aber auch im hinteren und unteren Bereich der Helix und auch an der Stelle, wo die aufsteigende Helixwurzel auf den Gesichtsschädel trifft.

Wie im Vorausgehenden beschrieben, befindet sich an letztgenannter Stelle das Areal des „kleinen Beckens" im französischen Verständnis der Libido und der Sexualität, so dass die Beschreibung des „Clitoris"-Punktes an dieser Stelle nicht verwundert; er besitzt eine wichtige Rolle bei Suchterkrankungen.

Anmerkung

Im gleichen Behandlungszusammenhang kommen auch vier bis fünf Punkte im Bereich des „Suchtareals" zur Anwendung, das sich unterhalb des Tuberkulum Darwinii (s. Seite 5, ein Relikt des im Laufe der Entwicklungsgeschichte beim Menschen zurückentwickelten, oberen Anteils des Ohres) auf dem hinteren und unteren Anteil der Helix vor dem Übergang auf das Ohrläppchen selbst beschreiben lässt.

Vergleichbare Wirkungen besitzt ebenfalls der „Punkt der Begierde", der in enger Nachbarschaft gelegen ist, er befindet sich jedoch unmittelbar am Hinterrand der Helix. Die genaue Position ergibt sich, wenn man vom Nullpunkt aus eine Gerade durch die postantitrageale Furche (s. Seite 5), einer kleinen Furche an der oberen Begrenzung des Antitragus zieht. Dort, wo diese Gerade das Ohr verlässt, findet sich dieser Punkt an der Hinterkante der Helix.

Die geschilderte Gerade vom Nullpunkt durch die postantitrageale Furche markiert im Schnittpunkt mit der auf das Ohrläppchen hin auslaufenden Vertiefung zwischen Helix und Anthelix einen weiteren, wirklich bedeutsamen Ohrakupunkturpunkt, den „Point de Jerôme" (Entspannungspunkt); er darf neben dem Punkt „Ohr-Shenmen" als einer der besten psychischen Ausgleichspunkte am Ohr angesehen werden.

Die „psychotropen Punkte"

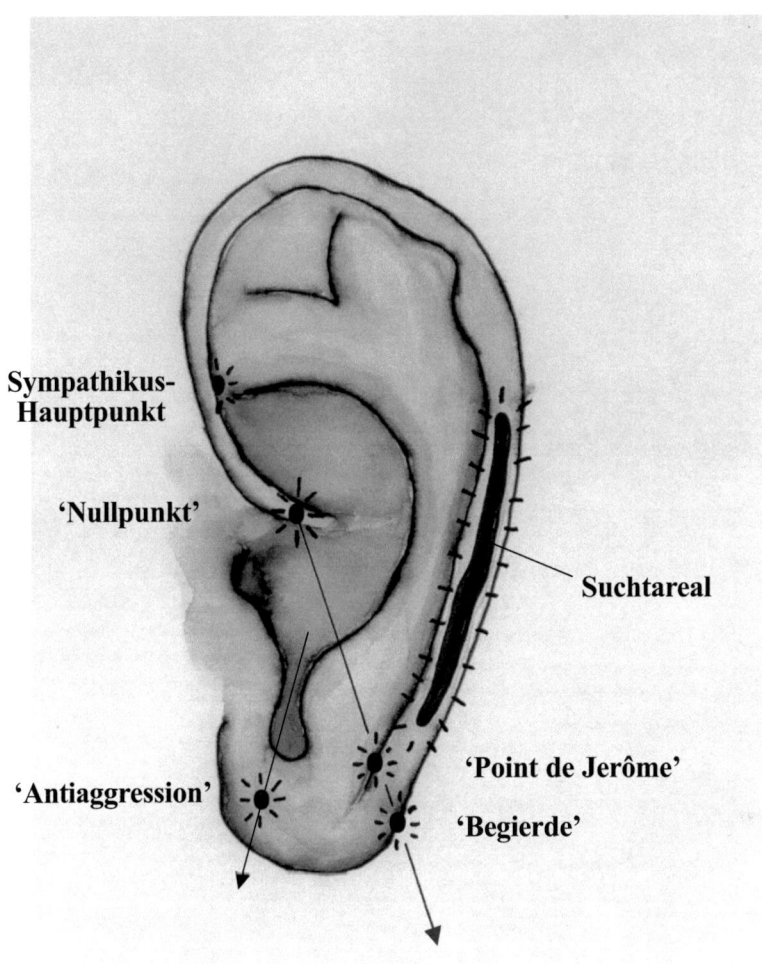

Bei starker Anspannung mit aggressiven Tendenzen hat sich der „Anti-Aggressionspunkt" bewährt, der in der Verlängerung einer gedachten Linie aufgesucht wird, die die Incisura intertragica (s. Seite 5) in zwei flächengleiche Abschnitte teilt; der Punkt selbst wird auf der Hälfte der Strecke von der untersten Vertiefung der Inzisur zur äußeren Begrenzung des Ohrläppchens aufgesucht.

Ein Punkt mit besonderer, allgemeiner Ausgleichswirkung ist der deshalb auch so bezeichnete „Nullpunkt"; er entspricht dem chinesischen Zwerchfell-Punkt (s. Seite 14).

Ein bedeutsames, ergänzendes Areal nach der Schule von Nogier ist die „vegetative Rinne", die als Projektionsareal der vegetativen Innervation der Wirbelsäulenabschnitte gedeutet werden sollte („Grenzstrang").

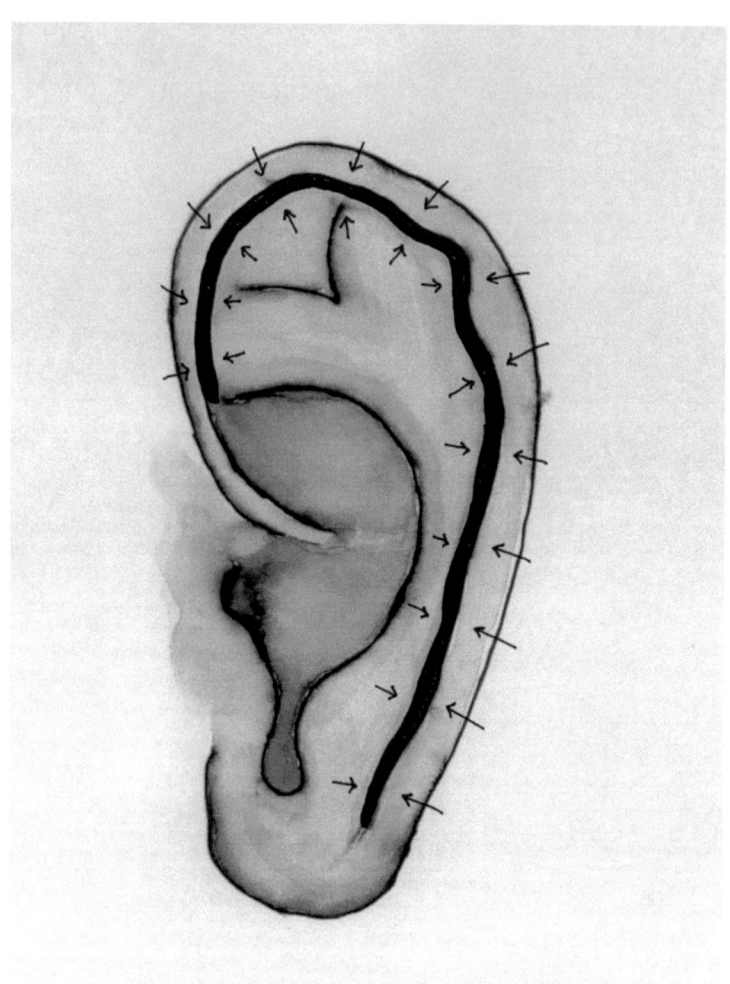

Anmerkung
Die vegetative Rinne beginnt bzw. endet dort, wo die Trennungslinie zwischen Helix und Anthelix auf das Ohrläppchen zu ausläuft; inhaltlich zugeordnet werden kann sie den jeweils segmentalen Nervenkernen (die ja dem Sympathikus zugehörig sind), sie ist insofern eine weitere Projektionslinie der Wirbelsäulenabschnitte (siehe hierzu Seite 8).
Als solche wird sie auch - bei segmentalen Störungen des Bewegungsapparates oder auch
                 - bei funktionellen Störungen der im Segment angesiedelten, inneren
                     Organe diagnostisch (s. Seite 20) und therapeutisch genutzt.
An ihrem entgegen gesetzten Ende liegt der sog. Sympathikus-Hauptpunkt (s. Seite 17).

Auf der Ohrspitze beschreibt Nogier das „Allergie-Areal"

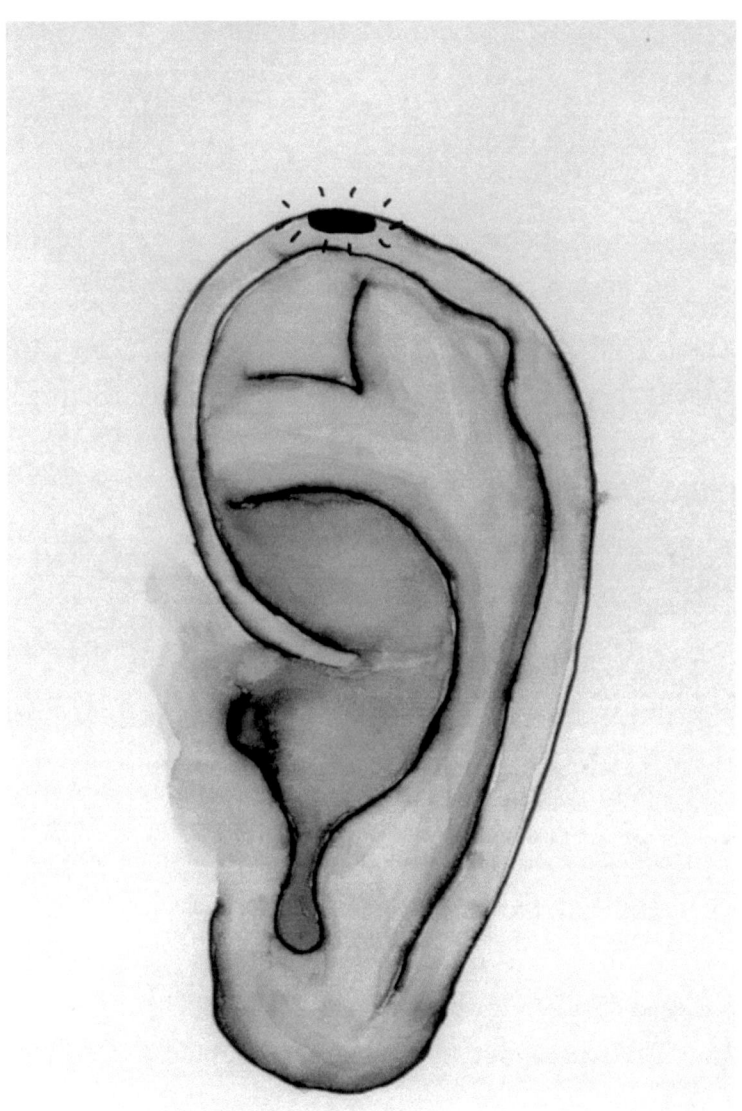

Anmerkung
Genau auf der höchsten Stelle der Helix (und dort „obenauf" gelegen, diese Stelle markiert sich, wenn man das Ohrläppchen wie ein Blatt Papier in der Mitte längs „faltet") liegt das bei allen allergischen Problemen bedeutsame Allergie-Areal.

Allgemeine Behandlungsrichtlinien in der Ohrakupunktur

Nach übereinstimmender Auffassung aller Autoren sind, wie am Anfang erwähnt, die Ohrakupunkturpunkte im Gegensatz zu den Körperakupunkturpunkten nicht eindeutig festgelegt. Sie erlangen ihre Behandlungsbedeutung erst im Zusammenhang mit Störungen der zugehörigen Körperregionen und werden auf diesem Wege dann auch erst darstellbar und konkretisierbar.

Für die Identifikation von Behandlungsarealen des Ohres lassen sich folgende bedeutsame Untersuchungsmethoden nennen:

— Inspektion (Suchen nach im Hautkolorit veränderten Bezirken, gegebenenfalls auffälligen Angiektasien)

— Palpation (Abtasten der entsprechenden Ohrflächen mit der Suche nach überempfindlichen Bezirken)

— Hautwiderstandsmessung (Bezirke, die gestörten Körper- oder Organgebieten zugeordnet werden können, weisen einen erniedrigten Hautwiderstand auf)

— Überprüfung des VAS (vegetativ-autonomes Signal) an der Arteria radialis unter mechanischer Reizung des Ohres.

Alle oben genannten Methoden zum Aufdecken therapeutisch relevanter Ohrpunkte können grundsätzlich an beiden Ohren durchgeführt werden.

Zum Erzielen ausgeprägter Effekte auf die Funktionen des Bewußtseins (starker Bezug der Ohrakupunktur zum **Shen**) wird allgemein auch die gezielte Nadelung des der dominanten Hirnhälfte anliegenden Ohres empfohlen:

– linkes Ohr bei Rechtshänderin/Rechtshänder,

– rechtes Ohr bei Linkshänderin/Linkshänder.

Einfache, orientierende Methoden zur Überprüfung der Hemisphärendominanz sind dabei:

– das „in die Hände klatschen lassen" (die „führende" Hand sollte dabei oben zu liegen kommen) sowie

– die Aufforderung zur Durchführung einer etwas schwereren Rechenaufgabe, wobei die Augen offen gehalten werden sollten. Bei Beginn der Rechentätigkeit kommt es zu einer kurzen Blickdeviation hin zur dominanten Hirnhälfte.

Bei besonders nachhaltigen Störungen (zum Beispiel zur Durchführung eines Entzuges bei ausgeprägter Sucht) ist dabei jedoch durchaus auch die Nadelung von Punkten auf beiden Ohren sinnvoll.
Neben den oben aufgeführten Überlegungen zur Lateralität der eingesetzten Ohrnadeln sollten auch die anfangs geschilderten energetischen Überlegungen mit in die Behandlung eingebaut werden:

Da der Kopf ausgeprägtes **Yang**-Gebiet ist, empfiehlt sich nach allgemeinen Erfahrungen die Vermeidung der Kombination der Ohrakupunktur in Verbindung mit Körperpunkten, die im besonderen Maße dem **Yin** entsprechen (untere Körperhälfte).
Die Kombination mit Körperpunkten im Bereich der oberen Körperhälfte bzw. auch der oberen Extremitäten ist dabei jedoch in der Regel gut möglich.

Vorsicht geboten ist bei der Anwendung der Ohrakupunktur lediglich im Zusammenhang mit einer möglichen Verletzung des Ohrknorpels durch zu tiefe Nadelung, vor allen Dingen auch beim Ansatz von Dauernadeln; darüber hinaus in der Schwangerschaft bei allen Punkten und Arealen im Bereich des sogenannten „Drüsenschlauches", das heißt der Region der **Incisura Intertragica,** die bei schwangeren Patientinnen vermieden werden sollte.

Bei der Gestaltung der Therapie selbst im Sinne der Auswahl der einzelnen, in die jeweilige Behandlung integrierten Ohrpunkte sollten die in Band I im Kapitel „Die Schildkröte des schönen Gleichmaßes" erläuterten Prinzipien zum Tragen kommen.

Diese begünstigen ja den energetischen Ausgleich – und damit die Wiederherstellung gestörter mentaler und körperlicher Funktionen – in den daoistischen Forderungen besonders entsprechender Art und Weise.

Zwei bewährte Basispunkte jeder Ohrakupunktur-Sitzung sind so zunächst:

– der energetische Ausgleichspunkt „Zwerchfell" (s. Seite 11) bzw. „Nullpunkt" (siehe Seite 14/17)

– der mentale Ausgleichspunkt „Ohr-Shenmen" (s. Seite 11) oder „Point de Jerôme" (s. Seite 17).

Erweitert werden sollte eine Auswahl jeweils eines dieser beiden Punkte um normalerweise maximal zwei bis drei zusätzliche Punkte, die aus der jeweiligen Indikation beziehungsweise über die auf den vorausgehenden Seiten beschriebenen, klinischen Untersuchungsverfahren herausgearbeitet wurden.

Zu begünstigen sind nach der genannten Ausgleichstafel dabei Behandlungskonstellationen, die geometrische Anordnungen wie Geraden, Diagonale oder Zusammensetzungen davon im Sinne von Dreiecken umsetzen, siehe hierzu auch die im Folgenden aufgezeigten Behandlungsvorschläge.

Punktzusammenstellungen, die über drei bis fünf Einzelpunkte hinausgehen oder aber die Geometrie außer Betracht lassen, sind zwar möglich, aber eher ungewöhnlich und bestimmten Indikationen vorbehalten (siehe insbesondere Seite 51).

Beachtet werden sollte, dass erfahrungsgemäß bei der Ohrakupunktur häufiger als bei der Körperakupunktur auch mit „Erstverschlechterungen" zu rechnen ist, dies sollte in die Entscheidung für/wider diese Therapieform und natürlich auch in die Aufklärung der Patientinnen und Patienten einfließen.

Die Behandlungsfrequenz kann von einmal täglich (in Einzelfällen sogar mehrmals täglich) bei akuten Störungen bis hin zu Sitzungen im Abstand von zehn bis vierzehn Tagen – je nach klinischer Fragestellung – variieren.

Indikationsverzeichnis, Behandlungsvorschläge

Störungen des Bewegungsapparates

- HWS/BWS   26 - 28
- LWS, unterer Rücken   30
- Schulter und Ellenbogen   32
- Unterarm und Handgelenk   34
- Hüfte und Kniegelenk   36
- Sprunggelenk und Vorfuß   38

Psychische Spannungszustände   40
(Unruhezustände, Prüfungsängste,
Belastungsreaktionen)

Ober- bzw. Unterbauchfunkionsstörungen   42
(Reizmagen, Reizblase bzw. Reizdarm-Syndrom)

Hormonelle Störungen, insbesondere
klimakterische Syndrome   44

Allergische Störungen   46

Gestörtes Essverhalten, Übergewicht   48

Suchtproblematiken   50

Bewegungsapparat, HWS

Die auf den folgenden Seiten beschriebenen Krankheitsbilder des Bewegungsapparates haben sich als besonders dankbare Indikationen für die Ohrakupunktur erwiesen, das gilt vor allem für akutere, auch verletzungsbedingte Probleme. Bei chronifizierten Erkrankungen zeigt sich die Körperakupunktur (wegen des nachhaltigeren Effektes auf die dann oft vielschichtig gestörte Energetik) in der Regel überlegen.

Die obere, nebenstehende Abbildung zeigt die Behandlung eines HWS-Syndroms lediglich unter Verwendung eines Punktes der Korrespondenzregion der Halswirbelsäule,
unten ist die vegetative Rinne (s. Seite 18) mit einbezogen.

In beiden Fällen wurde in der Behandlungskonstellation der Punkt „Ohr-Shenmen" aus genannten Gründen (s. Seite 22) bevorzugt.

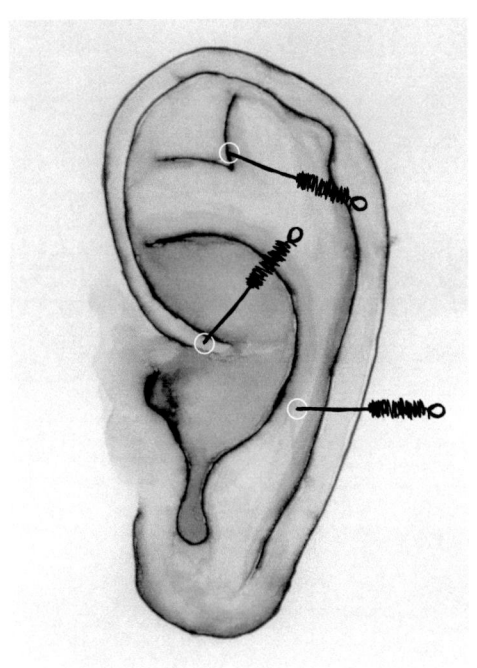

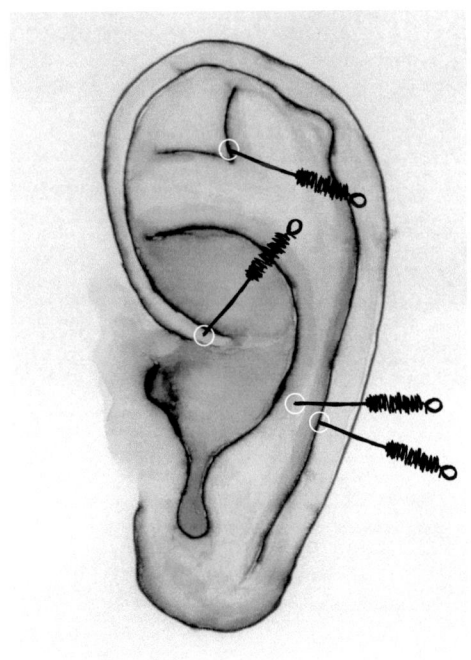

Bewegungsapparat, BWS, mittlerer Rücken

Auch BWS-Syndrome – mit ihrer oft bestehenden, funktionellen Überlagerung – sind gute Indikationen zum Einsatz der Ohrakupunktur; gerade deshalb empfiehlt sich hier der Einbezug der vegetativen Rinne.

In der Abbildung oben findet sich eine Kombination mit
„Ohr-Shenmen",
unten mit dem „Point de Jerôme".

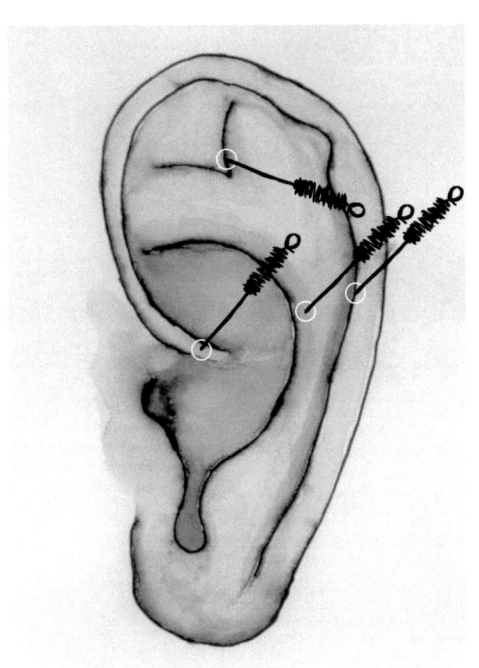

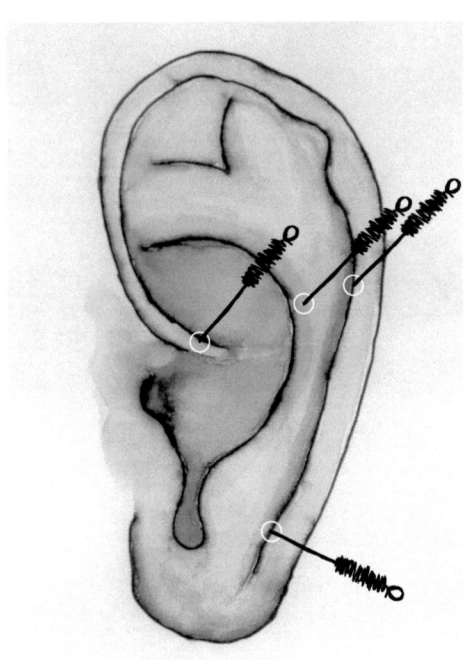

Bewegungsapparat, LWS, unterer Rücken

Da die Lendenregion der Region des Körpers entspricht, in der eine der „Drei Kostbarkeiten" (siehe hierzu Band I) verwaltet und aufbewahrt wird, ist bei länger bestehenden Beschwerden immer auch der Einsatz der Körperakupunktur zu erwähnen; bei Akutbeschwerden, bei traumatischer Genese und zur schnellen Intervention zeigen die Bilder auf der gegenüber liegenden Seite Behandlungsvorschläge über das Ohr.

Unten wurde der zugehörige Punkt der vegetativen Rinne mit einbezogen, in beiden Fällen ist hier der „Point de Jerôme" ausgewählt.

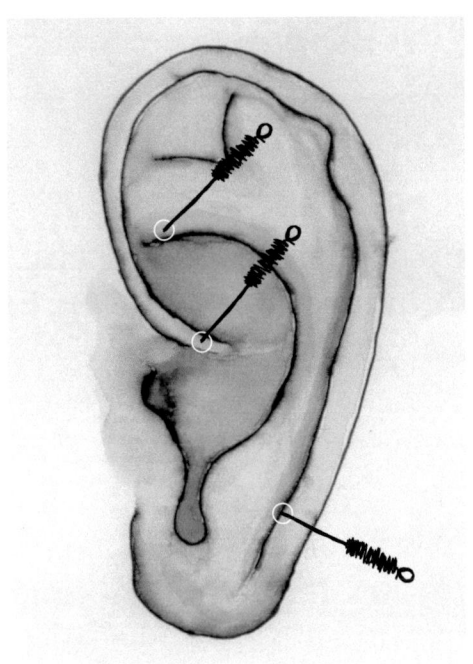

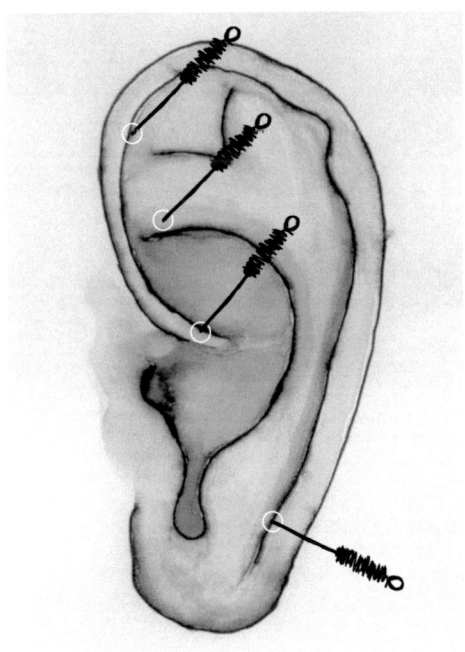

Bewegungsapparat, Schulter und Ellenbogen

Die obere, nebenstehende Abbildung zeigt einen Behandlungsvorschlag bei bestehender Periarthropathie der Schulter, beispielsweise im Sinne einer „frozen shoulder",
unten ist die Behandlungskonstellation für einen Zustand nach Ellenbogenprellung oder bei einer Epicondylitis gezeigt.

In beiden Fällen ist wieder der „Point de Jerôme" bevorzugt, bei diesen Erkrankungen – die ja einseitig auftreten – sollte an die bewusste, Nadelung des der betroffenen Körperseite anliegenden Ohres gedacht werden.

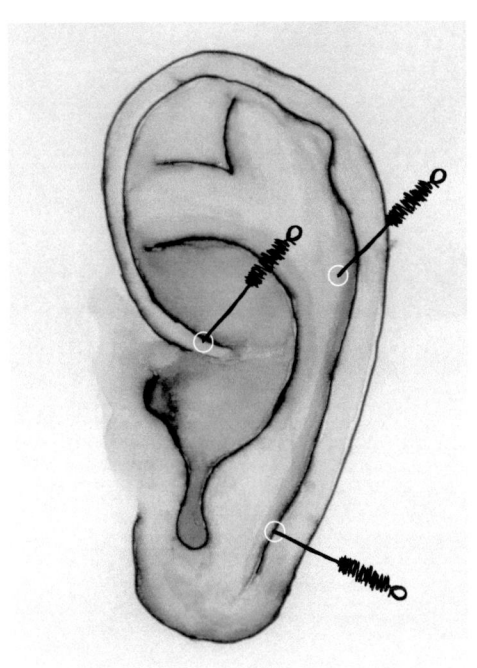

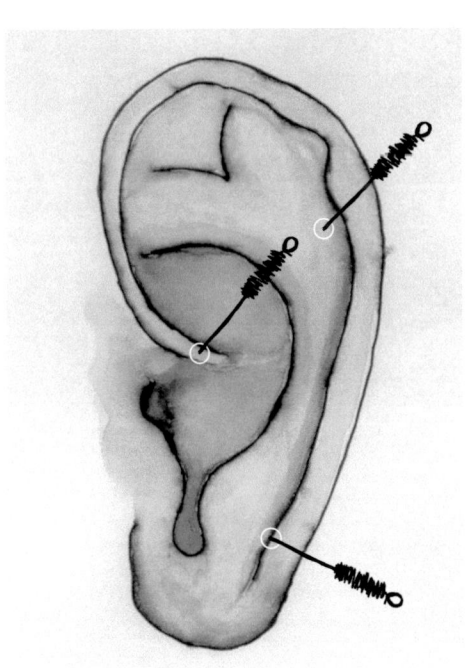

Bewegungsapparat, Unterarm und Handgelenk

Sowohl für die auf der nächsten Seite gezeigten Behandlungsbeispiele für Unterarm und Handgelenk als auch die auf Seite 37 und 39 empfohlenen Punktkombinationen werden klinisch wohl am ehesten Distorsionen oder schmerzhafte Zustände nach Frakturen, im Vorfußbereich ggf. auch Metatarsalgien Gründe der therapeutischen Intervention am Ohr sein.
In allen Fällen sollte gerne auch auf der betroffenen Seite genadelt werden.

Obere Abbildung: „Nullpunkt"
    „Point de Jerôme"
    Ohr-Areal für den Unterarm

Untere Abbildung: „Nullpunkt"
    „Point de Jerôme"
    Ohr-Punkt Handgelenk

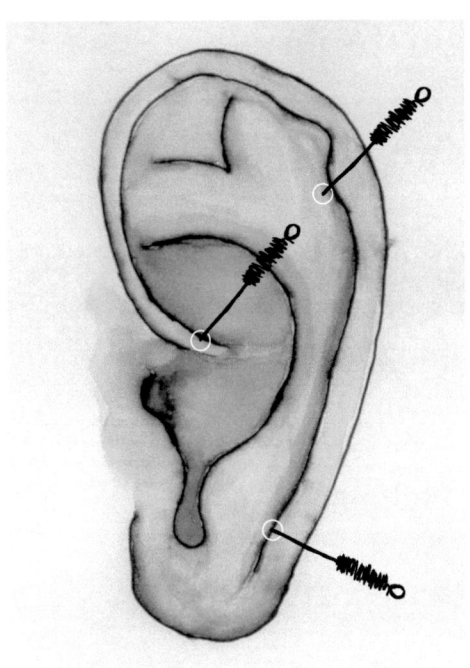
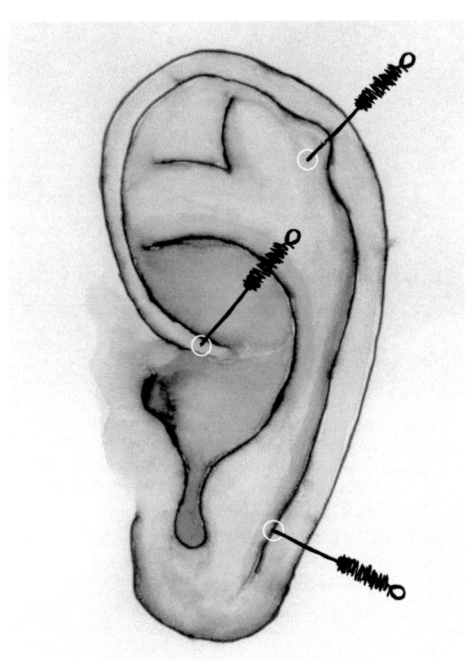

Bewegungsapparat, Hüfte und Kniegelenk

Zu den Indikationen s. Seite 34, bei den durch Arthrose bedingten Beschwerden ist der Körperakupunktur wirklich der Vorzug zu geben, im Falle von Hüftarthrose dabei speziell den Behandlungskonzepten über den Sondermeridian „Dai Mai".

Obere Abbildung: „Nullpunkt"
  „Point de Jerôme"
  Ohr-Punkt Hüfte

Untere Abbildung: „Nullpunkt"
  „Point de Jerôme"
  Ohr-Punkt Knie

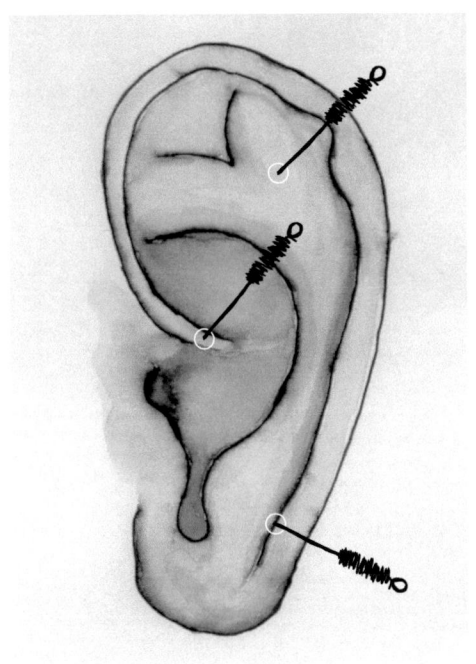

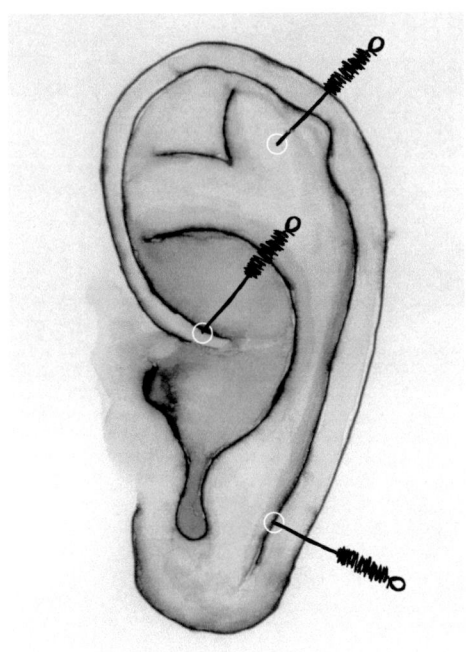

Bewegungsapparat, Sprungelenk und Vorfuß

Zu den Indikationen s. Seite 34, ansonsten

Obere Abbildung: „Nullpunkt"
„Point de Jerôme"
Ohr-Punkt Sprunggelenk

Untere Abbildung: „Nullpunkt"
„Point de Jerôme"
Ohr-Areal Vorfuß

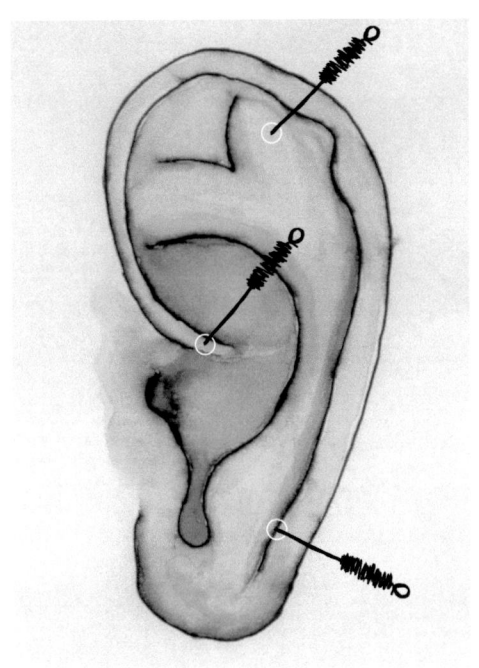
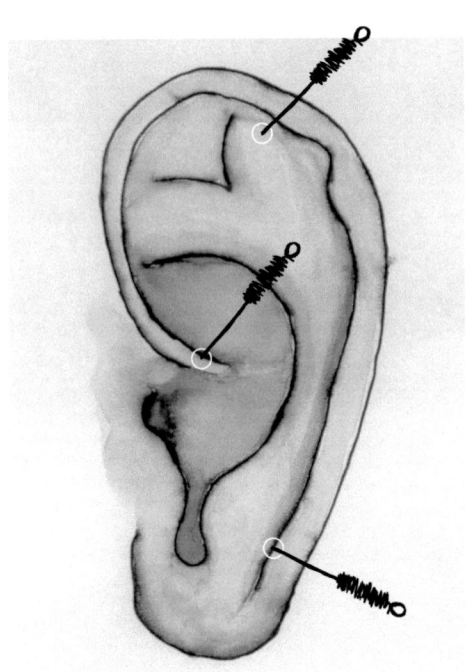

Psychische Spannungszustände

Wegen der auf den Seiten 2 und 3 geschilderten, besonderen Wirkbezüge der Ohrakupunktur auf die Bewusstseinskraft und ihre Äußerungen **(Shen)** sind die auf dieser Seite angesprochenen Problemstellungen besonders dankbare Indikationen, die mit drei „kraftvollen" Punkten, jeweils gesetzt auf dem der dominanten Hirnhälfte anliegenden Ohr angegangen werden können.

Bei Prüfungsängsten sollte die Behandlung möglichst zeitnah zum anstehenden Ereignis erfolgen (wie auch bei „Lampenfieber"), der große Vorteil dieser Behandlungsform ist die vollständig ausbleibende Beeinträchtigung der mentalen Präsenz.

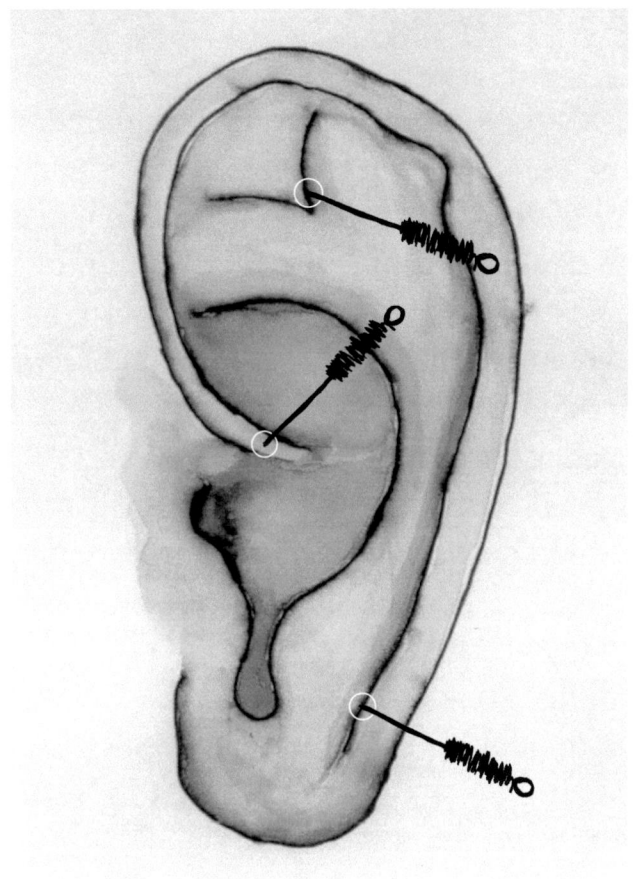

Ober- bzw. Unterbauchfunktionsstörungen

Gerade bei den häufig – allen gegebenen schulmedizinischen Behandlungsansätzen zum Trotz – hartnäckigen abdominellen Beschwerdebildern bieten die Behandlungsmöglichkeiten der Ohrakupunktur eine dankbare Therapieoption, zumindest als mögliche Ergänzung.
Das gilt natürlich vor allem für die funktionellen Krankheitsbilder wie Gastritiden oder Reizdarm-Syndrome (nach Ausschluß oder Behandlung organischer Ursachen).
Der dargelegte, besondere Bezug des Ohres zur Kostbarkeit **Shen** leistet einen guten Ausgleich zwischen den beiden Nervensystemen von Kopf und Bauch und vermag deshalb den psychosomatischen Aspekt dieser Störungen gut zu begleiten.
Bei der Auswahl der Punkte bewährt sich die Verwendung der entsprechenden Organpunkte zusammen mit den Referenzpunkten der vegetativen Rinne (s. Seite 18), die nicht nur in Verbindung mit dem Bewegunsapparat eingestzt werden sollten.

Gastritis (obere Abbildung):	Magen, Korrepondenzpunkt der vegetativen Rinne „Nullpunkt" „Point de Jerôme"
Reizdarm-Syndrom (untere Abbildung):	Dickdarm, Korrespondenzpunkt der vegetativen Rinne „Nullpunkt" „Ohr-Shenmen"

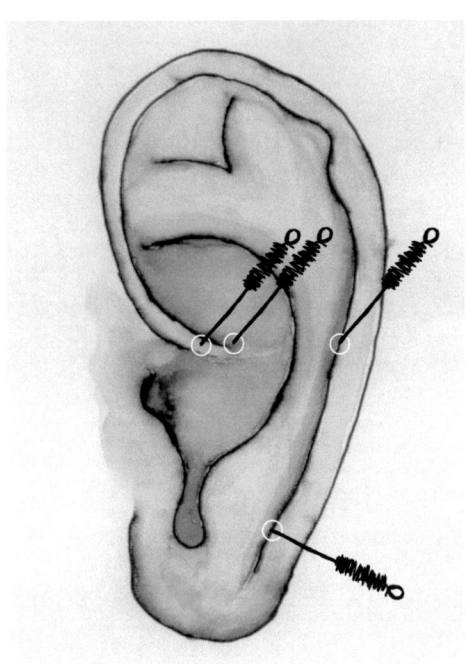
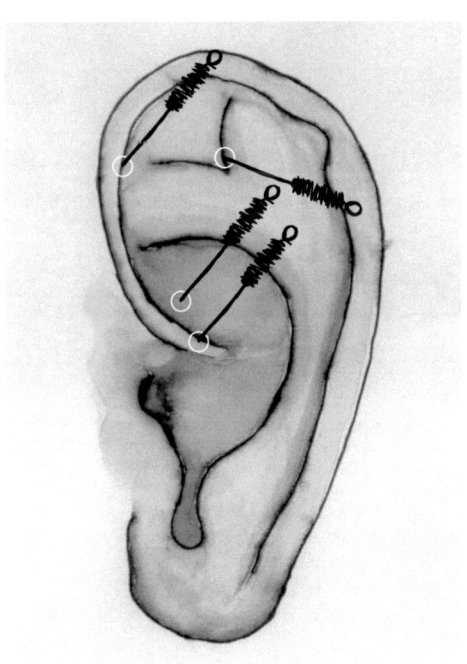

Hormonelle Störungen

Da das Ohr mit der Incisura interragica (s. Seite 12) über eine so ausgezeichnete Struktur mit Bezug zur hypophysären Drüsenregulation verfügt, sind auch hier erfahrungsgemäß gute Behandlungserfolge zu erwarten.
Bewährt haben sich in der Indikationsstellung vor allem
    Klimakterische Syndrome (auch medikamentös induzierte!),
spezifische Anwendung finden hierbei die Punkte für die ovarielle Regulation, der Sympathikus-Hauptpunkt (s. Seite 17) sowie wegen der Vorstellungen der Chinesischen Medizin zur Bedeutung der Wandlungsphase Holz und Wasser (siehe Band I)
für – den Hormonhaushalt (Leber) beziehungsweise
     – den zentralen Energiehaushalt des Organismus (Niere)

die Ohrpunkte

    – Leber bei im klinischen Vordergrund stehender, hormoneller Dysregulation (obere Abbildung)

    – Niere bei vorherrschender, begleitender Erschöpfungsproblematik (untere Abbildung).

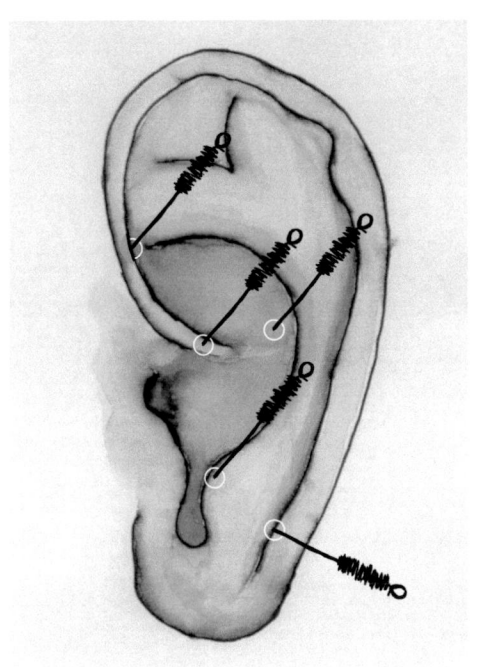

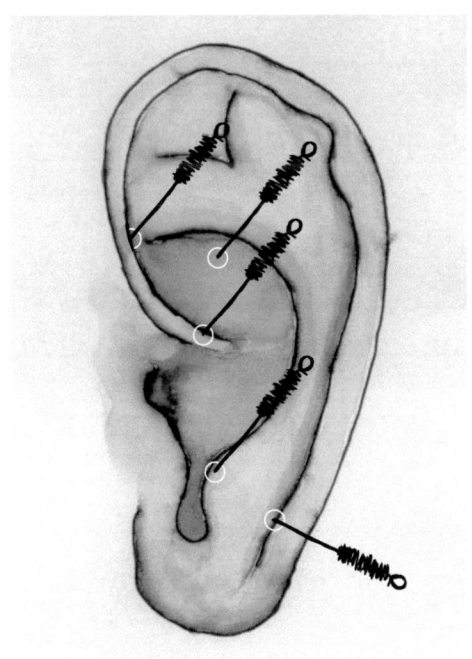

Allergische Störungen

Auch die saisonalen, allergischen Beschwerden zeigen ein gutes Ansprechen auf die Ohrakupunktur. Während der Einsatz der Körperakupunktur – zumindest bei saisonalen Allergien – möglichst vor dem zu erwartenden Eintritt der Beschwerden erfolgen sollte, kann die Ohrakupunktur auch bei bereits ausgeprägtem klinischen Bild noch mit zu erwartendem, guten Behandlungsergebnis eingesetzt werden. Das gilt vor allem für jüngere Patient(inn)en und Kinder; bei sehr kleinen Kindern (unter sieben bis acht Jahren) stellt dabei die Laserakupunktur eine gute und schonende Variante zum Nadelstich am Ohr dar.

Spezifische Punkte für diese Indikation sind das Allergie-Areal auf der Ohrspitze und auch der Punkt zur Anregung der Cortisonausschüttung in der Incisura Intertragica.

In der unteren Abbildung ist der bei allergischer Rhinokonjunktivitis bedeutsame Punkt für das Auge mit einbezogen.

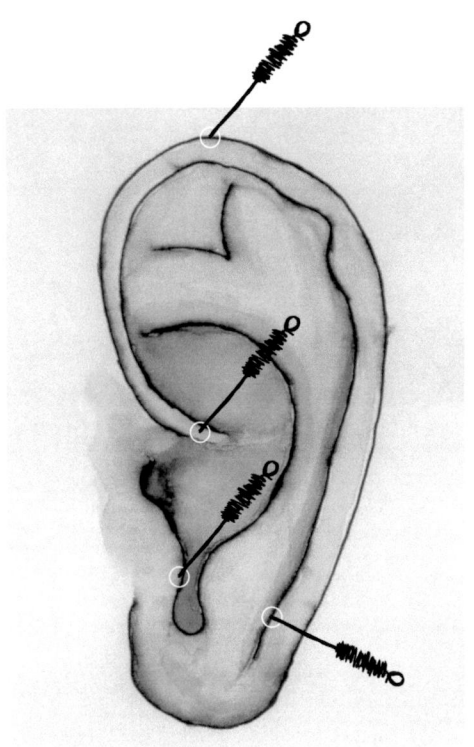
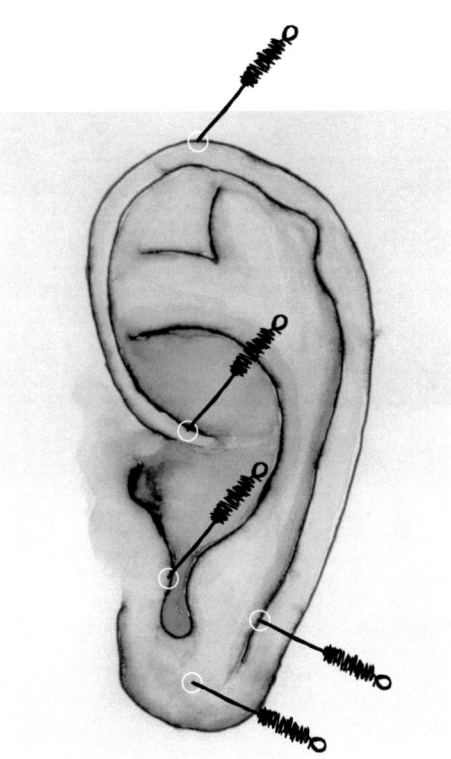

Gestörtes Essverhalten

Eine mangelnde Kontrolle des Essverhaltens resultiert nach dem Verständnis der TCM am ehesten aus einer energetischen Schwächung der Wandlungsphase Erde (siehe hierzu Band I), die bedeutsamsten Akupunkturpunkte am Ohr sind deshalb zunächst der Ohrpunkt für den Magen, die Bauchspeicheldrüse und auch der energetisch ausgleichende „Nullpunkt".
Da die Ohrakupunktur zwar über gute mentale, aber nicht allzu nachhaltige energetische Effekte verfügt, ist bei dieser Indikation ausnahmsweise die Kombination mit der Körperakupunktur unbedingt zu empfehlen (siehe auch Seite 21).

Als geeignete – und auch passende – Körperakupunkturpunkte können genannt werden

- an der oberen Extremität: Dickdarm 11, Perikard 6

- an der unteren Extremität: Magen 36

- in Stammbereich: Ren Mai 12.

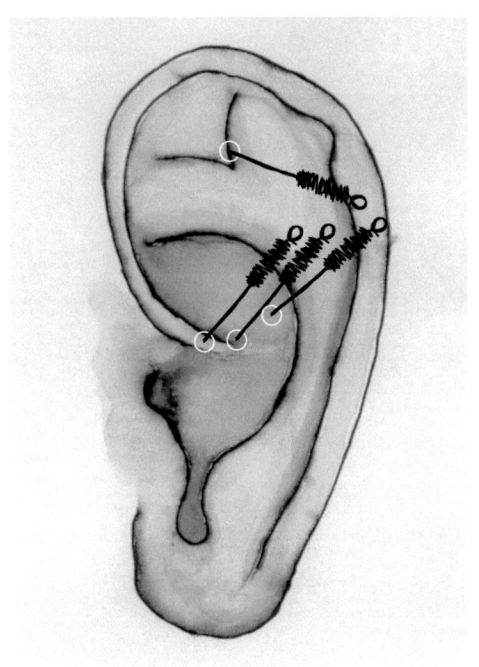

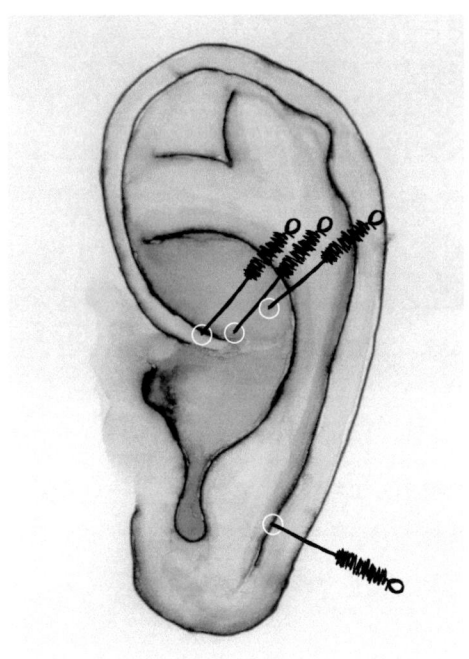

Suchtproblematiken

Die Ohrakupunktur stellt eine gute und oft sehr hilfreiche Stütze zu verhaltenstherapeutischen, psychotherapeutischen oder sozialtherapeutischen Maßnamen bei diversen Suchtfragestellungen dar.
Die wichtigsten Punkte sind hierbei zunächst die Ohrpunkte der entgiftenden Organe Leber und Niere sowie der Sympathikus-Hauptpunkt zum Ausgleich des bei dieser Problemstellung in der Regel gestörten Sympathikotonus.
Eingeschlossen werden sollte auch der Punkt der Begierde; bei diesen Indikationsstellungen ist – je nach Intensität der Entzugssymptomatik – die Nadelung beider Ohren oder aber eine zweimal tägliche Behandlung als Ausnahme durchaus üblich und sinnvoll.

Auch bei der unteren Abbildung, die eine gängige Behandlungskonstellation für eine Raucherentwöhnung zeigt, findet sich eine (wie übrigens auch darüber) zu vermerkende Abweichung von der Geometrie der Punktauswahl, daneben ist eine höhere Anzahl der in die Behandlung eigeschlossenen Punkte (u. a. mehrere Punkte im Bereich des Suchtareals, „Clitoris"-Punkt) zu empfehlen, meistens genügen jedoch wöchentliche Behandlungsfrequenzen über drei bis sechs Wochen.

Bei beiden Indikationstellungen kann – je nach Gemütslage der betroffenen Person – der zusätzliche Einsatz des „Antiaggressionspunktes" (s. Seite 17) angebracht sein.

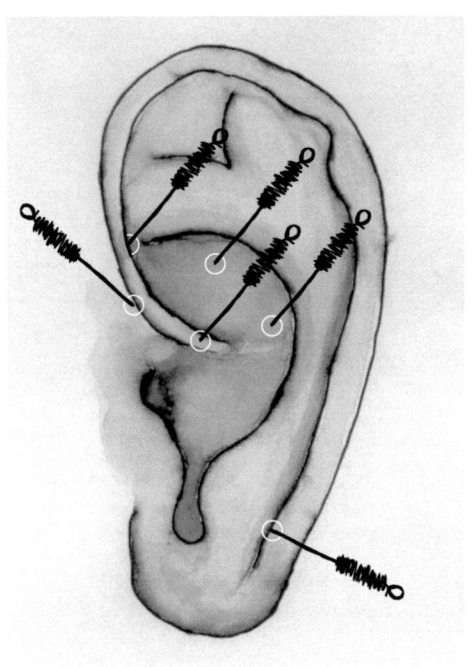

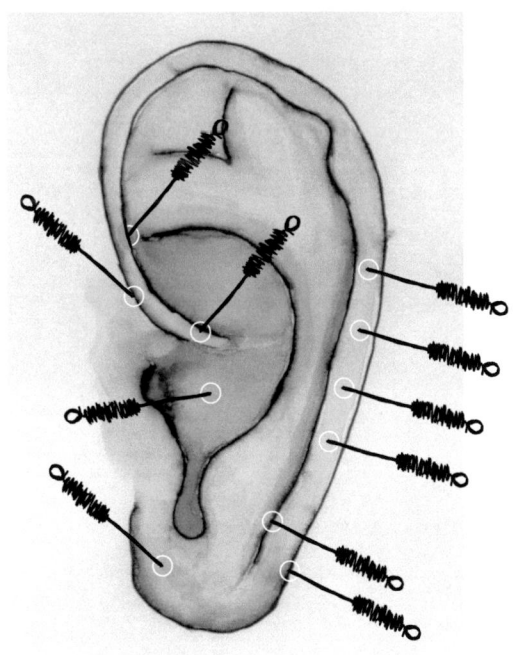

Literatur

Nogier, P. F. M.: Lehrbuch der Auriculotherapie, Maisonneuve-Verlag, Sainte-Ruffine, 1969

König, G., Wancura, I.: Einführung in die chinesische Ohrakupunktur, Karl F. Haug Verlag, Heidelberg, 1973

Gleditsch, Jochen M.: Reflexzonen und Somatotopien, WBV, Schondorf, 1983

Rubach, Axel: Propädeutik der Ohr-Akupunktur, Hippokrates-Verlag, Stuttgart, 1995